Sommaire

Sommaire(1/3)...........................1

....

Sommaire(2/3)...........................2

....21.

Sommaire(3/3)...........................3

....22

....4

....23

....5

....24

....6

....25

....7

....26

....8

....27

....9

....28

....10

....29

....11

....30

....12

....31

....13

....32

....14

....33

....15

....34

....16

....35

....17

....36

....18

....37

....19

....38

....39	60
....40	61
....41	62
....42	63
....43	64
....44	65
....45	66
....46	67
....47	68
....48	69
....49	70
....50	71
....51	72
....52	73
....53	74
....54	75
....55	76
....56	77
....57	78
....58	79
....59	80
	81

.....82

.....83

.....84

.....85

.....86

.....87

.....88

.....89

.....90

.....91

.....92

.....93

.....94

.....95

.....96

.....97

.....98

.....99

.....100

.....101

.....102

.....103

.....104

.....105

.....106

.....107

.....108

.....109

.....110

.....111

.....112

.....113

.....114

.....115

.....116

.....117

.....118

.....119

.....120

.....121

.....122

.....123

Recette

Réalisation..............Conservation...

Ingrédients	%	Poids en g

Préparation

....
....
....
....
....
....

Notes

....
....
....
....
....

Recette

Réalisation.............Conservation...

Ingrédients	%	Poids en g

Préparation

....
....
....
....
....
....

Notes

....
....
....
....
....

Recette

Réalisation..............Conservation...

Ingrédients	%	Poids en g

Préparation

....

....

....

....

....

....

Notes

....

....

....

....

....

Recette

Réalisation..............Conservation..

Ingrédients	%	Poids en g

Préparation

....

....

....

....

....

....

Notes

....

....

....

....

....

Recette

Réalisation..............Conservation...

Ingrédients	%	Poids en g

Préparation

....
....
....
....
....
....

Notes

....
....
....
....
....

Recette

Réalisation..............Conservation..

Ingrédients	%	Poids en g

Préparation

....
....
....
....
....
....

Notes

....
....
....
....
....

Recette

Réalisation..............Conservation...

Ingrédients	%	Poids en g

Préparation

....
....
....
....
....
....

Notes

....
....
....
....
....

Recette

Réalisation.............Conservation...

Ingrédients	%	Poids en g

Préparation

....
....
....
....
....
....

Notes

....
....
....
....
....

Recette

Réalisation..............Conservation...

Ingrédients	%	Poids en g

Préparation

....
....
....
....
....
....

Notes

....
....
....
....
....

Recette

Réalisation.............Conservation...

Ingrédients	%	Poids en g

Préparation

....
....
....
....
....
....

Notes

....
....
....
....
....

Recette

Réalisation.............Conservation...

Ingrédients	%	Poids en g

Préparation

....
....
....
....
....
....

Notes

....
....
....
....
....

Recette

Réalisation..............Conservation... .

Ingrédients	%	Poids en g

Préparation

....
....
....
....
....
....

Notes

....
....
....
....
....

Recette

Réalisation..............Conservation...

Ingrédients	%	Poids en g

Préparation

....
....
....
....
....
....

Notes

....
....
....
....
....

Recette

Réalisation..............Conservation..

Ingrédients	%	Poids en g

Préparation

....
....
....
....
....
....

Notes

....
....
....
....
....

Recette

Réalisation..............Conservation...

Ingrédients	%	Poids en g

Préparation

....
....
....
....
....
....

Notes

....
....
....
....
....

Recette

Réalisation...............Conservation..

Ingrédients	%	Poids en g

Préparation

....

....

....

....

....

....

Notes

....

....

....

....

....

Recette

Réalisation...............Conservation...

Ingrédients	%	Poids en g

Préparation

....
....
....
....
....
....

Notes

....
....
....
....
....

Recette

Réalisation.............Conservation...

Ingrédients	%	Poids en g

Préparation

....

....

....

....

....

....

Notes

....

....

....

....

....

Recette

Réalisation..............Conservation...

Ingrédients	%	Poids en g

Préparation

....
....
....
....
....
....

Notes

....
....
....
....
....

Recette

Réalisation..............Conservation...

Ingrédients	%	Poids en g

Préparation

....
....
....
....
....
....

Notes

....
....
....
....
....

Recette

Réalisation..............Conservation..

Ingrédients	%	Poids en g

Préparation

....
....
....
....
....
....

Notes

....
....
....
....
....

Recette

Réalisation..............Conservation...

Ingrédients	%	Poids en g

Préparation

....
....
....
....
....
....

Notes

....
....
....
....
....

Recette

Réalisation...............Conservation...

Ingrédients	%	Poids en g

Préparation

....
....
....
....
....
....

Notes

....
....
....
....
....

Recette

Réalisation.............Conservation..

Ingrédients	%	Poids en g

Préparation

....
....
....
....
....
....

Notes

....
....
....
....
....

Recette

Réalisation..............Conservation..

Ingrédients	%	Poids en g

Préparation

....
....
....
....
....
....

Notes

....
....
....
....
....

Recette

Réalisation..............Conservation...

Ingrédients	%	Poids en g

Préparation

....
....
....
....
....
....

Notes

....
....
....
....
....

Recette

Réalisation...............Conservation...

Ingrédients	%	Poids en g

Préparation

....

....

....

....

....

....

Notes

....

....

....

....

....

Recette

Réalisation...............Conservation...

Ingrédients	%	Poids en g

Préparation

....

....

....

....

....

....

Notes

....

....

....

....

....

Recette

Réalisation...............Conservation...

Ingrédients	%	Poids en g

Préparation

....
....
....
....
....
....

Notes

....
....
....
....
....

Recette

Réalisation...............Conservation..

Ingrédients	%	Poids en g

Préparation

....

....

....

....

....

....

Notes

....

....

....

....

....

Recette

Réalisation...............Conservation...

Ingrédients	%	Poids en g

Préparation

....
....
....
....
....
....

Notes

....
....
....
....
....

Recette

Réalisation..............Conservation..

Ingrédients	%	Poids en g

Préparation

....
....
....
....
....
....

Notes

....
....
....
....
....

Recette

Réalisation.............Conservation..

Ingrédients	%	Poids en g

Préparation

....
....
....
....
....
....

Notes

....
....
....
....
....

Recette

Réalisation..............Conservation...

Ingrédients	%	Poids en g

Préparation

....
....
....
....
....
....

Notes

....
....
....
....
....

Recette

Réalisation..............Conservation...

Ingrédients	%	Poids en g

Préparation

....
....
....
....
....
....

Notes

....
....
....
....
....

Recette

Réalisation...............Conservation...

Ingrédients	%	Poids en g

Préparation

....
....
....
....
....
....

Notes

....
....
....
....
....

Recette

Réalisation.............Conservation...

Ingrédients	%	Poids en g

Préparation

....
....
....
....
....
....

Notes

....
....
....
....
....

Recette

Réalisation..............Conservation..

Ingrédients	%	Poids en g

Préparation

....
....
....
....
....
....

Notes

....
....
....
....
....

Recette

Réalisation...............Conservation...

Ingrédients	%	Poids en g

Préparation

....

....

....

....

....

....

Notes

....

....

....

....

....

Recette

Réalisation..............Conservation...

Ingrédients	%	Poids en g

Préparation

....

....

....

....

....

....

Notes

....

....

....

....

....

Recette

Réalisation..............Conservation...

Ingrédients	%	Poids en g

Préparation

....
....
....
....
....
....

Notes

....
....
....
....
....

Recette

Réalisation.............Conservation...

Ingrédients	%	Poids en g

Préparation

....
....
....
....
....
....

Notes

....
....
....
....
....

Recette

Réalisation.............Conservation..

Ingrédients	%	Poids en g

Préparation

....
....
....
....
....
....

Notes

....
....
....
....
....

Recette

Réalisation..............Conservation...

Ingrédients	%	Poids en g

Préparation

....
....
....
....
....
....

Notes

....
....
....
....
....

Recette

Réalisation...............Conservation..

Ingrédients	%	Poids en g

Préparation

....

....

....

....

....

....

Notes

....

....

....

....

....

Recette

Réalisation..............Conservation...

Ingrédients	%	Poids en g

Préparation

....
....
....
....
....
....

Notes

....
....
....
....
....

Recette

Réalisation..............Conservation...

Ingrédients	%	Poids en g

Préparation

....
....
....
....
....
....

Notes

....
....
....
....
....

Recette

Réalisation.............Conservation...

Ingrédients	%	Poids en g

Préparation

....
....
....
....
....
....

Notes

....
....
....
....
....

Recette

Réalisation.............Conservation...

Ingrédients	%	Poids en g

Préparation

....
....
....
....
....
....

Notes

....
....
....
....
....

Recette

Réalisation..............Conservation..

Ingrédients	%	Poids en g

Préparation

....
....
....
....
....
....

Notes

....
....
....
....
....

Recette

Réalisation..............Conservation...

Ingrédients	%	Poids en g

Préparation

....
....
....
....
....
....

Notes

....
....
....
....
....

Recette

Réalisation..............Conservation...

Ingrédients	%	Poids en g

Préparation

....

....

....

....

....

....

Notes

....

....

....

....

....

Recette

Réalisation..............Conservation...

Ingrédients	%	Poids en g

Préparation

....
....
....
....
....
....

Notes

....
....
....
....
....

Recette

Réalisation..............Conservation...

Ingrédients	%	Poids en g

Préparation

....

....

....

....

....

....

Notes

....

....

....

....

....

Recette

Réalisation..............Conservation...

Ingrédients	%	Poids en g

Préparation

....
....
....
....
....
....

Notes

....
....
....
....
....

Recette

Réalisation.............Conservation...

Ingrédients	%	Poids en g

Préparation

....
....
....
....
....
....

Notes

....
....
....
....
....

Recette

Réalisation..............Conservation...

Ingrédients	%	Poids en g

Préparation

....

....

....

....

....

....

Notes

....

....

....

....

....

Recette

Réalisation..............Conservation...

Ingrédients	%	Poids en g

Préparation

....
....
....
....
....
....

Notes

....
....
....
....
....

Recette

Réalisation............Conservation...

Ingrédients	%	Poids en g

Préparation

....
....
....
....
....
....

Notes

....
....
....
....
....

Recette

Réalisation.............Conservation..

Ingrédients	%	Poids en g

Préparation

....
....
....
....
....
....

Notes

....
....
....
....
....

Recette

Réalisation..............Conservation..

Ingrédients	%	Poids en g

Préparation

....
....
....
....
....
....

Notes

....
....
....
....
....

Recette

Réalisation..............Conservation..

Ingrédients	%	Poids en g

Préparation

....
....
....
....
....
....

Notes

....
....
....
....
....

Recette

Réalisation.............Conservation...

Ingrédients	%	Poids en g

Préparation

....
....
....
....
....
....

Notes

....
....
....
....
....

Recette

Réalisation...............Conservation...

Ingrédients	%	Poids en g

Préparation

....
....
....
....
....
....

Notes

....
....
....
....
....

Recette

Réalisation............Conservation...

Ingrédients	%	Poids en g

Préparation

....
....
....
....
....
....

Notes

....
....
....
....
....

Recette

Réalisation..............Conservation...

Ingrédients	%	Poids en g

Préparation

....
....
....
....
....
....

Notes

....
....
....
....
....

Recette

Réalisation.............Conservation...

Ingrédients	%	Poids en g

Préparation

....
....
....
....
....
....

Notes

....
....
....
....
....

Recette

Réalisation..............Conservation..

Ingrédients	%	Poids en g

Préparation

....
....
....
....
....
....

Notes

....
....
....
....
....

Recette

Réalisation..............Conservation...

Ingrédients	%	Poids en g

Préparation

....
....
....
....
....
....

Notes

....
....
....
....
....

Recette

Réalisation..............Conservation...

Ingrédients	%	Poids en g

Préparation

....
....
....
....
....
....

Notes

....
....
....
....
....

Recette

Réalisation...............Conservation...

Ingrédients	%	Poids en g

Préparation

....
....
....
....
....
....

Notes

....
....
....
....
....

Recette

Réalisation.............Conservation..

Ingrédients	%	Poids en g

Préparation

....
....
....
....
....
....

Notes

....
....
....
....
....

Recette

Réalisation..............Conservation...

Ingrédients	%	Poids en g

Préparation

....
....
....
....
....
....

Notes

....
....
....
....
....

Recette

Réalisation..............Conservation...

Ingrédients	%	Poids en g

Préparation

....
....
....
....
....
....

Notes

....
....
....
....
....

Recette

Réalisation.............Conservation...

Ingrédients	%	Poids en g

Préparation

....

....

....

....

....

....

Notes

....

....

....

....

....

Recette

Réalisation..............Conservation...

Ingrédients	%	Poids en g

Préparation

....
....
....
....
....
....

Notes

....
....
....
....
....

Recette

Réalisation..............Conservation...

Ingrédients	%	Poids en g

Préparation

....
....
....
....
....
....

Notes

....
....
....
....
....

Recette

Réalisation..............Conservation...

Ingrédients	%	Poids en g

Préparation

....
....
....
....
....
....

Notes

....
....
....
....
....

Recette

Réalisation.............Conservation...

Ingrédients	%	Poids en g

Préparation

....
....
....
....
....
....

Notes

....
....
....
....
....

Recette

Réalisation..............Conservation...

Ingrédients	%	Poids en g

Préparation

....
....
....
....
....
....

Notes

....
....
....
....
....

Recette

Réalisation..............Conservation..

Ingrédients	%	Poids en g

Préparation

....
....
....
....
....
....

Notes

....
....
....
....
....

Recette

Réalisation...............Conservation...

Ingrédients	%	Poids en g

Préparation

....

....

....

....

....

....

Notes

....

....

....

....

....

Recette

Réalisation..............Conservation..

Ingrédients	%	Poids en g

Préparation

....
....
....
....
....
....

Notes

....
....
....
....
....

Recette

Réalisation..............Conservation..

Ingrédients	%	Poids en g

Préparation

....
....
....
....
....
....

Notes

....
....
....
....
....

Recette

Réalisation...............Conservation...

Ingrédients	%	Poids en g

Préparation

....
....
....
....
....
....

Notes

....
....
....
....
....

Recette

Réalisation..............Conservation...

Ingrédients	%	Poids en g

Préparation

....
....
....
....
....
....

Notes

....
....
....
....
....

Recette

Réalisation..............Conservation..

Ingrédients	%	Poids en g

Préparation

....
....
....
....
....
....

Notes

....
....
....
....
....

Recette

Réalisation..............Conservation...

Ingrédients	%	Poids en g

Préparation

....
....
....
....
....
....

Notes

....
....
....
....
....

Recette

Réalisation...............Conservation...

Ingrédients	%	Poids en g

Préparation

....
....
....
....
....
....

Notes

....
....
....
....
....

Recette

Réalisation.............Conservation..

Ingrédients	%	Poids en g

Préparation

....
....
....
....
....
....

Notes

....
....
....
....
....

Recette

Réalisation..............Conservation...

Ingrédients	%	Poids en g

Préparation

....
....
....
....
....
....

Notes

....
....
....
....
....

Recette

Réalisation..............Conservation...

Ingrédients	%	Poids en g

Préparation

....
....
....
....
....
....

Notes

....
....
....
....
....

Recette

Réalisation..............Conservation...

Ingrédients	%	Poids en g

Préparation

....
....
....
....
....
....

Notes

....
....
....
....
....

Recette

Réalisation.............Conservation...

Ingrédients	%	Poids en g

Préparation

....
....
....
....
....
....

Notes

....
....
....
....
....

Recette

Réalisation..............Conservation..

Ingrédients	%	Poids en g

Préparation

....

....

....

....

....

....

Notes

....

....

....

....

....

Recette

Réalisation............Conservation...

Ingrédients	%	Poids en g

Préparation

....
....
....
....
....
....

Notes

....
....
....
....
....

Recette

Réalisation..............Conservation...

Ingrédients	%	Poids en g

Préparation

....
....
....
....
....
....

Notes

....
....
....
....
....

Recette

Réalisation..............Conservation...

Ingrédients	%	Poids en g

Préparation

....
....
....
....
....
....

Notes

....
....
....
....
....

Recette

Réalisation..............Conservation...

Ingrédients	%	Poids en g

Préparation

....

....

....

....

....

....

Notes

....

....

....

....

....

Recette

Réalisation..............Conservation..

Ingrédients	%	Poids en g

Préparation

....

....

....

....

....

....

Notes

....

....

....

....

....

Recette

Réalisation..............Conservation..

Ingrédients	%	Poids en g

Préparation

....
....
....
....
....
....

Notes

....
....
....
....
....

Recette

Réalisation..............Conservation...

Ingrédients	%	Poids en g

Préparation

....
....
....
....
....
....

Notes

....
....
....
....
....

Recette

Réalisation..............Conservation..

Ingrédients	%	Poids en g

Préparation

....
....
....
....
....
....

Notes

....
....
....
....
....

Recette

Réalisation...............Conservation..

Ingrédients	%	Poids en g

Préparation

....
....
....
....
....
....

Notes

....
....
....
....
....

Recette

Réalisation.............Conservation..

Ingrédients	%	Poids en g

Préparation

....
....
....
....
....
....

Notes

....
....
....
....
....

Recette

Réalisation..............Conservation...

Ingrédients	%	Poids en g

Préparation

....
....
....
....
....
....

Notes

....
....
....
....
....

Recette

Réalisation..............Conservation...

Ingrédients	%	Poids en g

Préparation

....
....
....
....
....
....

Notes

....
....
....
....
....

Recette

Réalisation..............Conservation...

Ingrédients	%	Poids en g

Préparation

....
....
....
....
....
....

Notes

....
....
....
....
....

Recette

Réalisation..............Conservation..

Ingrédients	%	Poids en g

Préparation

....
....
....
....
....
....

Notes

....
....
....
....
....

Recette

Réalisation..............Conservation...

Ingrédients	%	Poids en g

Préparation

....
....
....
....
....
....

Notes

....
....
....
....
....

Recette

Réalisation..............Conservation...

Ingrédients	%	Poids en g

Préparation

....
....
....
....
....
....

Notes

....
....
....
....
....

Recette

Réalisation..............Conservation...

Ingrédients	%	Poids en g

Préparation

....
....
....
....
....
....

Notes

....
....
....
....
....

Recette

Réalisation..............Conservation...

Ingrédients	%	Poids en g

Préparation

....
....
....
....
....
....

Notes

....
....
....
....
....

Recette

Réalisation.............Conservation..

Ingrédients	%	Poids en g

Préparation

....

....

....

....

....

....

Notes

....

....

....

....

....

Recette

Réalisation..............Conservation..

Ingrédients	%	Poids en g

Préparation

....
....
....
....
....
....

Notes

....
....
....
....
....

Recette

Réalisation..............Conservation...

Ingrédients	%	Poids en g

Préparation

....
....
....
....
....
....

Notes

....
....
....
....
....

Recette

Réalisation...............Conservation..

Ingrédients	%	Poids en g

Préparation

....
....
....
....
....
....

Notes

....
....
....
....
....

Recette

Réalisation..............Conservation..

Ingrédients	%	Poids en g

Préparation

....
....
....
....
....
....

Notes

....
....
....
....
....

Recette

Réalisation..............Conservation...

Ingrédients	%	Poids en g

Préparation

....
....
....
....
....
....

Notes

....
....
....
....
....

Recette

Réalisation..............Conservation..

Ingrédients	%	Poids en g

Préparation

....
....
....
....
....
....

Notes

....
....
....
....
....

Printed in Great Britain
by Amazon